ADMINISTRATION DU BUREAU DE BIENFAISANCE

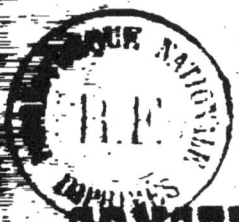

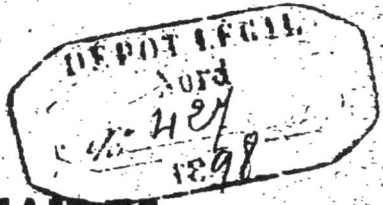

DE LILLE

CONSEILS ÉLÉMENTAIRES

Donnés aux Mères et aux Nourrices

Rédigés et complétés par la Commission

de l'hygiène de l'enfance de l'Académie (Novembre 1892)

—

LILLE

ILMOT-COURTECUISSE, Boul. Victor-Hugo, 4 et Boul. des Écoles, 54.

ADMINISTRATION DU BUREAU DE BIENFAISANCE

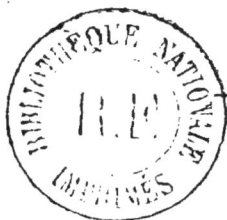

DE LILLE

CONSEILS ÉLÉMENTAIRES

Donnés aux Mères et aux Nourrices

Rédigés et complétés par la Commission

de l'hygiène de l'enfance de l'Académie (Novembre 1892)

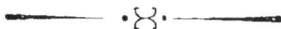

·⋈·

CONSEILS ÉLÉMENTAIRES

Donnés aux Mères et aux Nourrices

Rédigés et complétés par la Commission de l'hygiène de l'enfance de l'Académie

(Novembre 1892).

— · ◇ · —

ALLAITEMENT NATUREL

1°. — L'allaitement de l'enfant nouveau-né par sa mère, ou, à son défaut, par une nourrice sous les yeux de la famille, est le mode de nourriture qui donne les résultats les plus heureux, et diminue le plus les chances de mortalité des enfants.

2'. — Le lait doit constituer la principale nourriture de l'enfant pendant sa première année au moins. c'est-à-dire jusqu'après l'apparition des dix ou douze premières dents.

3°. — Il est dangereux de donner à l'enfant dès les premiers mois, une nourriture solide, et il ne faut pas oublier que c'est l'alimentation prématurée qui fait le plus de victimes chez les jeunes enfants.

4°. — Pendant les deux premiers jours qui suivent la naissance, et en attendant la montée du lait chez la mère ou l'arrivée d'une nourrice, l'enfant peut être alimenté avec de l'eau légèrement sucrée ou tiédie, dont on donne une ou deux cuillerées à dessert toutes les deux heures et selon ses besoins en y ajoutant, s'il le faut, un peu de lait.

5°. — Dès qu'il prend le sein, l'enfant doit y être mis toutes les deux heures environ, et moins souvent pendant la nuit. Il faut, toutefois, proportionner le nombre de tétées à ses besoins, à son appétit, à sa force.

6°. — Il ne faut jamais réveiller l'enfant pour le mettre au sein, à moins qu'il ne soit très faible, et que son sommeil se prolonge au delà de trois heures, pendant le jour, et de cinq ou six heures pendant la nuit.

7°. — Il est très dangereux, que la mère ou la nourrice couchent l'enfant dans leur lit, et le médecin doit le leur défendre absolument.

8°. — En cas de grossesse, toute mère ou nourrice doit progressivement cesser l'allaitement pour ne pas compromettre la santé du nourrisson.

ALLAITEMENT MIXTE

9°. — En cas d'insuffisance du lait de la mère, ou de fatigue, ou de maladie de celle-ci, on peut, après les deux ou trois premiers mois d'allaitement, et même plus tôt, dans certaines circonstances, alterner les têtées, deux ou trois fois dans les vingt quatre heures avec l'allaitement artificiel, selon les règles indiquées ci-dessous.

ALLAITEMENT ARTIFICIEL

10°. — Si la mère ne peut allaiter, et si l'on ne peut se procurer une nourrice, il faut nourrir l'enfant avec le lait d'un animal (ânesse, vache ou chèvre).

Dès le deuxième jour de la naissance, on donne soit du lait d'ânesse pur, soit à son défaut, du lait de vache ou de chèvre, additionné d'eau. Ce lait sera pris, s'il est possible, au commencement de la traite, et sur un animal ayant récemment mis bas.

11°. — Le coupage de lait de vache ou de chèvre, doit être opéré avec de l'eau pure bouillie, et non avec des infusions ou des décoctions.

Sauf dans les cas d'indispositions (voyez plus loin), ce coupage doit se faire et être donné dans les proportions suivantes :

12°.— Pendant les huit premiers jours, moitié lait pur et moitié eau; en donner deux à trois cuillérées à bouche toutes les deux heures.

Pendant les jours suivants jusqu'à la fin du premier mois, deux tiers de lait pur et un tiers d'eau : quatre à cinq cuillerées à bouche toutes les deux heures, selon la tolérance de l'estomac.

Dès le commencement du deuxième mois, le coupage du lait pourra être réduit au quart (trois-quarts de lait pur, un quart d'eau), et la dose du liquide portée à un demi-verre toutes les deux heures.

Au troisième mois et les mois suivants, cette dose sera d'un verre toutes les trois heures.

Ce n'est qu'à partir du troisième mois que le lait sera donné pur.

13°.— La quantité de lait coupé ou pur varie d'ailleurs suivant l'appétit, les aptitudes digestives et l'état de santé ou de maladie de l'enfant selon aussi la force et la pureté du lait.

14°.— Autant que possible, le lait sera renouvelé toutes les douze heures (traites du matin et du soir).

Il doit être chauffé jusqu'à l'ébullition, puis écrémé et conservé au frais dans un vase de terre ou de porcelaine d'une parfaite propreté. Pour le donner ensuite à l'enfant, il sera tiédi au bain-marie ou sur la cendre chaude.

15·.— Quel que soit le vase dont on se sert pour faire boire le lait (cuiller, petit-pot, verre ou biberon), il ne faut pas que ce vase soit en étain ou en plomb ; et s'il s'agit d'un biberon, il faut que l'embout soit fait de la substance du vase ou en caoutchouc naturel, et non en caoutchouc vulcanisé.

Le biberon à tube est funeste et doit être absolument proscrit.

Un même biberon ne doit jamais servir à plusieurs enfants.

16·.— Ces divers vases ne doivent contenir que la quantité de lait nécessaire pour chaque repas, et il faut jeter le lait restant au fond du vase, parce qu'il pourrait s'aigrir.

17·.— Il faut aussi que ces vases soient nettoyés avec soin chaque fois que l'on s'en est servi, et tenus dans un état d'extrême propreté.

Dans l'intervalle des repas, le biberon restera plongé dans de l'eau que l'on aura purifiée par l'ébullition.

Si l'on ne prenait ces précautions indispensables, le nouveau lait déposé dans les vases à boire s'altèrerait, et déterminerait bientôt des accidents (coliques , diarrhée) qui sont la principale cause de la mortalité des enfants.

18 .— C'est pour ce même motif qu'il faut éviter l'usage des suçons de quelque nature qu'ils soient, et que l'on a trop souvent l'habitude de laisser entre les lèvres des enfants pour les calmer.

19 .— Il faut se rappeler que l'allaitement artificiel exclusif augmente. considérablement les chances de maladie et de mort, lorsqu'il n'est pas pratiqué au milieu de la famille, avec des soins minutieux, ou par des personnes expérimentées.

20 .— L'allaitement artificiel, déjà dangereux par lui-même, peut le devenir davantage encore par suite de l'encombrement, lorsqu'il est appliqué dans un même local à un grand nombre d'enfants.

21 .— Vers le septième mois, ou peut ajouter au lait d'animal. soit des jaunes d'œufs, de la farine de froment séchée au four, soit de la farine de riz, d'avoine, du tapioca, de l'arrowroot, etc., dont on fera des potages d'abord clairs et toujours bien cuits.

Plus tard, on pourra, dans cette préparation, remplacer le lait par du bouillon de bœuf léger pour préparer l'enfant au sevrage.

22·. — En général on devra s'abstenir des compositions diverses que le commerce recommande pour remplacer le lait ou les aliments sus-indiqués.

SEVRAGE

23·. — Le sevrage pourra être effectué à partir du neuvième mois, et même plutôt si les circonstances forcent d'y recourir, par exemple, lorsque le lait de la mère ou de la nourrice devient insuffisant. Mais quand les conditions de l'allaitement au sein restent satisfaisantes, il est préférable de ne sevrer l'enfant qu'après le dixième mois, ou même après la première année.

24·. — Tout aliment solide devant être exclu, il n'est pas indispensable, pour la pratique du sevrage, que la dentition soit plus ou moins avancée.

Mais il ne faut sevrer, ni à l'époque des grandes chaleurs ni pendant une indisposition de l'enfant.

C'est dans l'intervalle de calme qui sépare les poussés dentaires que le sevrage peut être commencé

25·.— On ne doit effectuer le sevrage que par degré, c'est-à-dire qu'après avoir habitué progressivement l'enfant à des aliments supplémentaires, tels que des potages légers avec le lait (voir art. 21).

26·.— Le sevrage une fois accompli, on rendra peu à peu la nourriture de l'enfant plus substantielle, en y ajoutant du pain trempé dans le jus de viande, des purées de légumes farineux ; mais il ne faut pas permettre l'usage de la viande avant l'éruption des premières grosses dents. De même on interdira dans l'alimentation de l'enfant, les gâteaux, les sucreries de toute espèce, le vin pur et les liqueurs.

27·.— Le sevrage graduel n'exige, pour la mère ou la nourrice, que certaines précautions et une légère médication au moment où elles cessent complètement d'allaiter : quelques purgatifs, des tisanes diurétiques ou acidulées.

SOINS HYGIÈNIQUES et VÊTEMENTS

28·.— Dès les premiers moments qui suivent la naissance de l'enfant, la sage-femme doit lui laver tout spécialement les yeux avec de l'eau que l'on a fait bouillir pour la purifier et que l'on emploiera tiède.

29·. — L'enfant sera élevé dans une chambre autant que possible bien aérée et suffisamment chauffée en hiver.

30·.— L'enfant, même né à terme et bien portant, ne doit pas être sorti avant le quinzième jour, à moins que la température extérieure ne soit très douce et très sèche. Ne pas oublier que souvent c'est par la respiration d'un air froid ou trop vif que l'enfant contracte une bronchite.

31·.— Chaque matin, la toilette de l'enfant doit être faite avant la mise au sein ou le repas.

Cette toilette se compose : d'un bain de quelques minutes ou du lavage du corps, surtout les organes génitaux et du siége qui doivent toujours être tenus très propres ; 2· du nettoyage de la tête, sur lequel il ne faut jamais laisser accumuler la crasse ou les croûtes ; 3· du changement du linge ; la bande enroulée autour du ventre pour maintenir l'ombilic (nombril) doit être conservée pendant le premier mois.

32·.— Il faut rejeter absolument le maillot complet, c'est-à-dire celui qui enveloppe et serre ensemble, à l'aide de bande, etc......, les quatre membres et le corps, car plus l'enfant à la liberté dans ses mouvemenfs, plus il devient robuste et bien conformé.

Rejeter aussi tout bandage qui comprime la tête.

33. — L'enfant doit être vêtu plus ou moins chaudement, selon le pays qu'il habite et selon les saisons —
Mais il faut toujours le préserver avec soin du froid comme de l'excès de chaleur, soit au dehors, soit dans l'intérieur des habitations, dans lesquelles cependant l'air doit être suffisamment renouvelé comme nous l'avons dit plus haut.

34. — Il ne faut pas se hâter de faire marcher l'enfant; on doit le laisser avec ses propres forces se traîner à terre et se relever : il faut donc rejeter l'usage des chariots et paniers.

35. — On ne doit jamais laisser sans soins chez l'enfant les moindres indispositions (toux, coliques, diarrhée, vomissements fréquents); il faut appeler le médecin dès le début.

36. — Il est indispensable de faire vacciner l'enfant dans les trois premiers mois qui suivent sa naissance, ou même plus tôt s'il règne une épidémie de petite vérole; le vaccin est le seul préservatif certain de cette maladie.

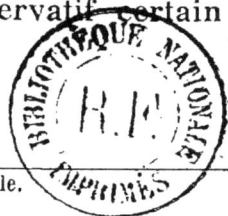

Imp. Wilmot-Courtecuisse, Lille.

www.ingramcontent.com/pod-product-compliance
Lightning Source LLC
Chambersburg PA
CBHW050416210326
41520CB00020B/6629